Martin Rabenalt

# Der Weg
# zum vierten Stern

## Das Quiz zur Fußball-WM 2014
## in Brasilien

# Inhaltsverzeichnis

# Vorwort

Den deutschen Fußballfans wird der 13. Juli 2014 immer in Erinnerung bleiben: An diesem Tag wurde Deutschland in Rio de Janeiro zum vierten Mal Fußball-Weltmeister – 24 Jahre nach dem Erfolg in Rom, und wie 1990 war Argentinien der Gegner im Finale.

Die deutsche Mannschaft war jeweils knapp bei den Turnieren 2002, 2006 und 2010 gescheitert, was die Freude in Deutschland über den vierten Weltmeistertitel umso größer ausfallen ließ.

Die WM in Brasilien war geprägt von spannenden und oft auch spektakulären Spielen. Großartige, bewegende, dramatische oder auch erheiternde Momente machten die WM 2014 zu einem unvergesslichen Erlebnis.

Der WM-Torrekord von Miroslav Klose, das epochale Halbfinale gegen Brasilien, das Traumtor von Mario Götze im Finale, die gestürzten Favoriten Spanien und Italien, das Überraschungsteam Costa Rica, die Beißattacke von Luis Suárez, das Interview mit Per Mertesacker oder die Siegesfeier in Berlin – in diesem Quiz können Sie die Höhepunkte des Turniers in Brasilien nacherleben und mit den 120 Fragen noch einmal den Weg zum vierten Stern beschreiten. Finden Sie heraus, ob Ihr Wissen weltmeisterlich ist!

# Die Fragen

## Frage 1

Wo fand im Mai das Trainingslager vor der WM statt, bei dem sich das deutsche Team auf die große Mission in Brasilien vorbereitete?

| | | |
|---|---|---|
| **A** | **Südtirol** | ○ |
| **B** | **Sardinien** | ○ |
| **C** | **Salzburger Land** | ○ |
| **D** | **Schwarzwald** | ○ |

## Frage 2

In der Vorbereitung gab es einige Sorgen, da mehrere Leistungsträger verletzt oder noch nicht wieder hundertprozentig fit waren. So hatte Torwart Manuel Neuer sich im DFB-Pokalfinale am 17. Mai verletzt. Welche Körperpartie bereitete Probleme?

| | | |
|---|---|---|
| **A** | **Das linke Knie** | ○ |
| **B** | **Die Bauchmuskulatur** | ○ |
| **C** | **Die rechte Schulter** | ○ |
| **D** | **Beide Waden** | ○ |

# Frage 3

Im letzten Testspiel gegen Armenien zog sich Marco Reus einen Teilabriss des Syndesmosebandes zu und konnte daher nicht mit nach Brasilien reisen. Wen nominierte Bundestrainer Joachim Löw für den Dortmunder nach?

**A**    **Erik Durm**

**B**    **Shkodran Mustafi**

**C**    **Matthias Ginter**

**D**    **Kevin Großkreutz**

# Frage 4

In welchem brasilianischen Bundesstaat befand sich das Quartier der deutschen Mannschaft?

**A**    **Paraíba**

**B**    **Rio de Janeiro**

**C**    **Bahia**

**D**    **São Paulo**

# Frage 5

Im Quartier waren die Spieler in vier Wohngemein-
schaften untergebracht. Die WG-Chefs waren Philipp Lahm, Bastian Schweinsteiger, Miroslav Klose
und:

| | | |
|---|---|---|
| **A** | **Mats Hummels** | O |
| **B** | **Manuel Neuer** | O |
| **C** | **Sami Khedira** | O |
| **D** | **Per Mertesacker** | O |

# Frage 6

Welches Transportmittel benutzte das deutsche
Team unter anderem, um zu seinem Quartier zu gelangen?

| | | |
|---|---|---|
| **A** | **Fähre** | O |
| **B** | **Tretboote** | O |
| **C** | **Amphibienfahrzeuge** | O |
| **D** | **Rikschas** | O |

## Frage 7

Welche Sängerin hatte ihren Auftritt bei der Eröffnungsfeier zunächst zugesagt, dann einige Tage vor der Feier wieder abgesagt, um am Ende dann doch auf der Bühne zu stehen?

A     **Anna Netrebko**     O

B     **Barbra Streisand**     O

C     **Céline Dion**     O

D     **Jennifer Lopez**     O

## Frage 8

Nur eine der 32 teilnehmenden Mannschaften war zum ersten Mal bei einer WM dabei. Wer war der WM-Neuling?

A     **Iran**     O

B     **Bosnien-Herzegowina**     O

C     **Honduras**     O

D     **Ecuador**     O

# Frage 9

2009 wurde die deutsche U 21-National-mannschaft
Europameister. Wie viele Spieler aus der damaligen
Mannschaft standen in Brasilien im deutschen Ka-
der?

| | | |
|---|---|---|
| **A** | **Zwei** | O |
| **B** | **Keiner** | O |
| **C** | **Vier** | O |
| **D** | **Sechs** | O |

# Frage 10

Das Auftaktspiel gegen Portugal markierte für die
deutsche Nationalmannschaft ein ganz besonderes
Jubiläum:

| | | |
|---|---|---|
| **A** | **Zum 25. Mal spielte Deutschland in einem WM-Spiel zu Null** | O |
| **B** | **In dem Spiel fiel das 200. Tor für Deutschland in der WM-Historie** | O |
| **C** | **Es war Deutschlands 50. Sieg in einem WM-Spiel** | O |
| **D** | **Es war Deutschlands 100. WM-Spiel** | O |

# Frage 11

Im Auftaktspiel gegen Portugal gab es in der deutschen Defensive eine Besonderheit zu bestaunen. Was hatte sich Bundestrainer Joachim Löw ausgedacht?

**A**     **Alle vier Spieler waren jünger als 25**     O

**B**     **Die Abwehrreihe bildeten ausschließlich Spieler von Bayern München**     O

**C**     **Es liefen in der Viererkette vier etatmäßige Innenverteidiger auf**     O

**D**     **Es standen zwei Debütanten in der Startformation**     O

# Frage 12

Portugal musste ab der 37. Minute zu zehnt weiterspielen. Welcher Spieler musste nach einer Tätlichkeit gegen Thomas Müller vom Platz?

**A**     **Cristiano Ronaldo**     O

**B**     **Pepe**     O

**C**     **Nani**     O

**D**     **Raúl Meireles**     O

# Frage 13

Welchen Namen trug der Spielball der WM in Brasilien?

| A | Bossa Nova | O |
| B | Amagol | O |
| C | Tango | O |
| D | Brazuca | O |

# Frage 14

Wer über Wochen hinweg regelmäßig Spitzenleistungen abrufen will, muss auch ganz besonders auf die Ernährung achten. Welcher prominente Koch sorgte für das leibliche Wohl der deutschen Spieler?

| A | Holger Stromberg | O |
| B | Björn Freitag | O |
| C | Alexander Herrmann | O |
| D | Tim Mälzer | O |

## Frage 15

Im zweiten Vorrundenspiel gegen Ghana erzielte Mario Götze die zwischenzeitliche 1:0-Führung auf eine etwas ungewöhnliche Weise. Wie?

A      **Götze tunnelte gleich zwei Gegenspieler** ◯

B      **Er erzielte den Treffer im Liegen** ◯

C      **Der Ball prallte von seinem Rücken ins Tor** ◯

D      **Götze köpfte sich den Ball an das eigene Knie, von wo er ins Tor sprang** ◯

## Frage 16

Im Spiel gegen Ghana traf Miroslav Klose nur zwei Minuten nach seiner Einwechslung zum 2:2-Ausgleich. Wie bejubelte der Angreifer seinen 15. WM-Treffer?

A      **Mit einem Sprint zu Co-Trainer Hansi Flick** ◯

B      **Mit einem nicht ganz perfekten Salto** ◯

C      **Mit einem Bauchrutscher an der Eckfahne** ◯

D      **Er zog sein Trikot hoch und präsentierte darunter ein T-Shirt mit dem Aufdruck "15"** ◯

# Frage 17

Die WM in Brasilien war ein Turnier der langen Wege. Wie viele Flug-Kilometer legte das deutsche Team circa in Brasilien zurück?

A 9.000 Kilometer ○

B 13.000 Kilometer ○

C 5.000 Kilometer ○

D 18.000 Kilometer ○

# Frage 18

Bis kurz vor dem Anpfiff war nicht klar, ob das Spiel gegen die USA in Recife pünktlich würde anfangen können. Was war passiert?

A Eine Bombendrohung ging zwei Stunden vor dem Spiel bei der Polizei von Recife ein ○

B Es gab einen stundenlangen Stromausfall im Stadion ○

C Anhaltende Regenfälle hatten im gesamten Stadtgebiet für Überschwemmungen gesorgt ○

D Die Mannschaft der USA konnte wegen eines Fluglotsenstreiks nicht anreisen ○

# Frage 19

Im Vorfeld der Partie gegen die USA wurde aufgrund der Tabellenkonstellation in der Gruppe vor dem letzten Spieltag in den Medien oft an ein ganz bestimmtes Spiel erinnert:

A  **Deutschland – Österreich 1982 in Gijón**  ○

B  **Deutschland – Frankreich 1982 in Sevilla**  ○

C  **Deutschland – Österreich 1978 in Córdoba**  ○

D  **Deutschland – Niederlande 1990 in Mailand**  ○

# Frage 20

Das Spiel gegen die USA war außerdem das Duell zweier Trainer, die sich sehr gut kannten. Wie hieß der Coach des US-Teams?

A  **Jürgen Klinsmann**  ○

B  **Berti Vogts**  ○

C  **Christoph Daum**  ○

D  **Felix Magath**  ○

# Frage 21

Was sagte Thomas Müller über sein Tor gegen die USA?

A   "Den hätte auch meine bayerische Oma gemacht"

B   "Ein absoluter Glückstreffer, aber auch so etwas braucht man manchmal"

C   "Zur Abwechslung habe ich mal ein schönes Tor gemacht"

D   "Da standen so viele Amis im Weg, ich konnte es nur so machen"

# Frage 22

Welche Aufgabe im DFB-Team hat Hans-Dieter Hermann?

A   Leiter der Logistik

B   Physiotherapeut

C   Torwarttrainer

D   Team-Psychologe

## Frage 23

Wer kam im ersten Spiel gegen Portugal gar nicht zum Einsatz, wurde gegen Ghana in der 70. Minute eingewechselt und stand erst im dritten Gruppenspiel gegen die USA in der Startformation?

A    **Sami Khedira**    ○
B    **Bastian Schweinsteiger**    ○
C    **Mats Hummels**    ○
D    **Lukas Podolski**    ○

## Frage 24

Die deutsche Mannschaft überraschte in Brasilien auf einem Gebiet, das seit dem Amtsantritt von Joachim Löw nicht unbedingt zu den Stärken des Teams gehörte:

A    **Tore nach Standardsituationen**    ○
B    **Tore nach Kontern**    ○
C    **Spielzüge durch die Mitte**    ○
D    **Eine moderne Abseitsfalle**    ○

# Frage 25

Wer sagte wann sinngemäß "Was wir jetzt brauchen, ist Demut"?

A    **Der italienische Torwart Gianluigi Buffon nach der Niederlage gegen Costa Rica**  O

B    **Spaniens Nationaltrainer Vicente del Bosque nach dem Aus in der Vorrunde**  O

C    **Joachim Löw nach dem 7:1 gegen Brasilien**  O

D    **Brasiliens Coach Luiz Felipe Scolari nach dem 1:7 gegen Deutschland**  O

# Frage 26

Am 12. Juni 2014, einem Donnerstag, startete die 20. Fußball-WM. Wo fand das Eröffnungsspiel zwischen Brasilien und Kroatien statt?

A    **Brasília**  O

B    **Rio de Janeiro**  O

C    **São Paulo**  O

D    **Belo Horizonte**  O

# Frage 27

Viel diskutiert wurde bei dem Turnier auch über die Schiedsrichterleistungen. Gleich im Eröffnungsspiel zwischen Brasilien und Kroatien stand eine Entscheidung ganz besonders im Fokus:

**A**     **Ein kroatischer Spieler erhielt die rote Karte nach einem gegnerischen Stürmerfoul**    ○

**B**     **Es gab Elfmeter für Brasilien nach einem angeblichen Foul im Strafraum**    ○

**C**     **Zwei brasilianischen Treffern gingen Abseitsstellungen voraus**    ○

**D**     **In beiden Halbzeiten ließ der Schiedsrichter ohne besondere Gründe sehr lange nachspielen**    ○

## Frage 28

Auch im Spiel zwischen Mexiko und Kamerun stand das Schiedsrichter-Team im Fokus. Welche Entscheidungen sorgten für heftige Diskussionen?

**A**    **Beide Trainer wurden wegen Meckerns auf die Tribüne verbannt**    O

**B**    **Gleich zweimal zeigte der Schiedsrichter dem falschen Spieler die Gelbe Karte**    O

**C**    **Auf beiden Seiten übersah der Unparteiische ein klares Handspiel im Strafraum**    O

**D**    **Mexiko wurden zwei regelgerechte Treffer wegen vermeintlicher Abseitsstellungen nicht anerkannt**    O

## Frage 29

Sang- und klanglos mit null Punkten und 1:9 Toren schied Kamerun in Gruppe A aus. Wie hieß der deutsche Trainer der "Unbezähmbaren Löwen"?

**A**    **Volker Finke**    O

**B**    **Winfried Schäfer**    O

**C**    **Werner Lorant**    O

**D**    **Otto Pfister**    O

# Frage 30

Eines der meistdiskutierten Spiele in der Vorrunde war sicherlich die 1:5-Niederlage der Spanier gegen die Niederlande. Welcher besonders spektakuläre Treffer wurde auch in den Social Media auf vielfältige Weise aufgegriffen?

A **Ein mit der Brust erzieltes Tor von Klaas-Jan Huntelaar** ◯

B **Ein Tor mit der Hacke von Arjen Robben** ◯

C **Ein Volleyschuss aus 35 Metern von Wesley Sneijder** ◯

D **Ein Flugkopfball von Robin van Persie** ◯

# Frage 31

Spanien ist nicht der erste Titelverteidiger gewesen, der bereits in der Vorrunde ausschied. Wie oft passierte dies schon bei vorherigen WM-Turnieren?

A **Zweimal** ◯

B **Viermal** ◯

C **Einmal** ◯

D **Sechsmal** ◯

# Frage 32

Lionel Messi legte in den drei Vorrundenpartien ca. 22 Kilometer zurück. Wie sah es im Vergleich dazu mit der Laufleistung von Thomas Müller in der Gruppenphase aus?

|   |   |   |
|---|---|---|
| **A** | **Er legte ca. 50 Prozent mehr Laufstrecke zurück als Messi** | ○ |
| **B** | **Müller lief in den drei Spielen insgesamt doppelt so viel wie Messi** | ○ |
| **C** | **Müller und Messi legten in den Gruppenspielen in etwa dieselbe Strecke zurück** | ○ |
| **D** | **Müller lief in der Vorrunde rund 15 Prozent weniger als der Argentinier** | ○ |

# Frage 33

In der vorher als Todesgruppe bezeichneten Gruppe
D setzte sich völlig überraschend der Außenseiter
Costa Rica als Gruppensieger durch. Gegen wen?

A **Gegen drei Teams, die vor dem Turnier
alle unter den ersten Fünf der FIFA-
Weltrangliste lagen** ○

B **Gegen drei Teams, die zuvor in der
Qualifikation ungeschlagen geblieben
waren** ○

C **Gegen drei Ex-Weltmeister** ○

D **Gegen drei Mannschaften, die bislang
noch nie bei einer WM in der Vorrunde
ausgeschieden waren** ○

# Frage 34

Costa Rica scheiterte erst im Viertelfinale an den
Niederlanden. Wie wird die Nationalmannschaft von
Costa Rica genannt?

A **Costanas** ○

B **Los Ticos** ○

C **Ricamigos** ○

D **Raca-Ricas** ○

# Frage 35

Ein negativer Höhepunkt der WM war die Beißattacke von Luis Suárez im Spiel Uruguay – Italien. Die
Szene ereignete sich in der zweiten Halbzeit weit
vom Ball entfernt und vom Schiedsrichter unbe-
merkt. Wer wurde von dem uruguayischen Angreifer
in die Schulter gebissen?

| | | |
|---|---|---|
| **A** | **Mario Balotelli** | O |
| **B** | **Andrea Pirlo** | O |
| **C** | **Giorgio Chiellini** | O |
| **D** | **Gianluigi Buffon** | O |

# Frage 36

Der kolumbianische Torhüter Faryd Mondragón
wurde im Vorrundenspiel gegen Japan kurz vor
Spielende eingewechselt. Damit löste er den Kame-
runer Roger Milla als ältesten Spieler der WM-
Geschichte ab. Wie alt war Mondragón bei seinem
Kurzeinsatz?

| | | |
|---|---|---|
| **A** | **Genau 40 Jahre** | O |
| **B** | **41 Jahre, 364 Tage** | O |
| **C** | **43 Jahre, 3 Tage** | O |
| **D** | **39 Jahre, 118 Tage** | O |

# Frage 37

In der Gruppe C sicherte sich Griechenland den Platz im Achtelfinale erst in allerletzter Minute. Wer schoss gegen die Elfenbeinküste in der Nachspielzeit den umjubelten Siegtreffer?

| | | |
|---|---|---|
| **A** | **Der ivorische Torwart Copa köpfte sich den Ball selbst ins Tor** | O |
| **B** | **Gekas per Fallrückzieher** | O |
| **C** | **Sokratis mit einem Distanzschuss aus 25 Metern** | O |
| **D** | **Samaras per Foulelfmeter** | O |

# Frage 38

Erstmals wurde bei einer WM auf die Torlinientechnik zurückgegriffen. In welchem Spiel konnte "Goal Control" einen Treffer zweifelsfrei nachweisen?

| | | |
|---|---|---|
| **A** | **Italien – Costa Rica** | O |
| **B** | **Frankreich – Honduras** | O |
| **C** | **Argentinien – Nigeria** | O |
| **D** | **Belgien – Russland** | O |

# Frage 39

Eine weitere Neuerung bei der WM in Brasilien war das von den Schiedsrichtern eingesetzte "Freistoß-Spray". Welcher Spieler klagte, der auf den Rasen gesprühte Schaum würde ihn beim Schießen der Freistöße behindern?

**A**    **Wesley Sneijder**        O

**B**    **Cristiano Ronaldo**        O

**C**    **Lionel Messi**        O

**D**    **Neymar**        O

# Frage 40

In Gruppe H wurde überraschend Algerien Gruppenzweiter und zog so erstmals ins Achtelfinale einer WM ein. Dabei gelang den Nordafrikanern etwas, was sonst bei diesem Turnier nur Uruguay schaffte:

**A**    **Mit nur zwei erzielten Treffern ins Achtelfinale einzuziehen**    O

**B**    **Mit drei Unentschieden die K.O.-Runde zu erreichen**    O

**C**    **Trotz einer Auftaktniederlage weiterzukommen**    O

**D**    **Nur ein Gegentor zu kassieren**    O

# Frage 41

Das Maskottchen der WM hörte auf den Namen
"Fuleco". Was für ein Tier stellte es dar?

A    **Jaguar**          ○

B    **Gürteltier**          ○

C    **Brüllaffe**          ○

D    **Schabrackentapir**          ○

# Frage 42

Neben Thomas Müller, dem dies gleich im ersten
Spiel gegen Portugal gelang, konnte nur ein anderer
Spieler ebenfalls drei Tore in einem Spiel erzielen.
Wer war es?

A    **Xherdan Shaqiri**          ○

B    **Robin van Persie**          ○

C    **Neymar**          ○

D    **Karim Benzema**          ○

# Frage 43

Einen besonders auffälligen Namen auf dem Trikot
trug ein Spieler der Elfenbeinküste. Auf seinem Rücken war zu lesen:

| | | |
|---|---|---|
| **A** | **G. Azelle** | ○ |
| **B** | **E. Le Phant** | ○ |
| **C** | **K. Akadu** | ○ |
| **D** | **S. Aurier** | ○ |

# Frage 44

Keine gute Bilanz für die Teams des asiatischen
Verbandes: Sie schieden allesamt in der Vorrunde
aus. Wie viele Siege schafften Japan, Südkorea, Iran
und Australien zusammen?

| | | |
|---|---|---|
| **A** | **0** | ○ |
| **B** | **1** | ○ |
| **C** | **2** | ○ |
| **D** | **3** | ○ |

# Frage 45

Bei der WM in Brasilien wurde in 12 Städten gespielt. Wissen Sie, welches Stadion in welcher Stadt steht?

1        **Arena Pantanal**

2        **Arena Amazônia**

3        **Estádio Beira-Rio**

4        **Estádio Castelão**


A        **Porto Alegre**

B        **Manaus**

C        **Cuiabá**

D        **Fortaleza**

# Frage 46

Ein bemerkenswertes Spiel der Vorrunde fand zwischen Frankreich und der Schweiz statt, das "Les Bleus" mit 5:2 gewannen. Dabei wurde ein Treffer von Karim Benzema nicht anerkannt. Warum nicht?

**A** Benzema hatte den Schweizer Torwart regelwidrig beim Abschlag gestört ○

**B** Die Franzosen hatten zu dem Zeitpunkt einen Spieler zu viel auf dem Spielfeld ○

**C** Ein Zuschauer war zuvor auf das Spielfeld gerannt und hatte einen Schweizer Spieler behindert ○

**D** Der Schiedsrichter meinte, der Ball habe erst nach dem Schlusspfiff die Linie überquert ○

# Frage 47

Welches Team schoss in der Vorrunde die meisten Tore?

| | | |
|---|---|---|
| A | Frankreich | O |
| B | Kolumbien | O |
| C | Niederlande | O |
| D | Deutschland | O |

# Frage 48

Sehr erfolgreich in der Vorrunde waren die Teams aus Nord- und Mittelamerika. Nur eine Mannschaft kam nicht weiter:

| | | |
|---|---|---|
| A | Mexiko | O |
| B | Honduras | O |
| C | USA | O |
| D | Costa Rica | O |

# Frage 49

Was tat Joachim Löw während des Turniers im Teamquartier sehr gerne, um abzuschalten und einen Ausgleich zum Turnierstress zu finden?

| | | |
|---|---|---|
| **A** | **Sehr viel an der Playstation spielen** | O |
| **B** | **Abends eine Stunde mit dem Kanu paddeln** | O |
| **C** | **Morgens am Strand joggen** | O |
| **D** | **Mittags am Sandsack boxen** | O |

# Frage 50

Im Achtelfinale gegen Algerien sorgte Manuel Neuer für Aufsehen mit der extrem offensiven Interpretation seiner Torwartrolle. Mehrmals klärte er weit vor seinem Tor gegen algerische Spieler – mit dem Fuß, mit dem Kopf, und auch die Grätsche kam zum Einsatz. Wie viele Ballkontakte hatte Neuer in diesem Spiel außerhalb des Strafraums?

| | | |
|---|---|---|
| **A** | 27 | O |
| **B** | 19 | O |
| **C** | 13 | O |
| **D** | 8 | O |

# Frage 51

Im Achtelfinale gegen Algerien fiel der erste Treffer für die deutsche Mannschaft erst in der Verlängerung. Auf welche Weise erzielte André Schürrle das 1:0?

**A**     **Durch einen Volleyschuss aus 20 Metern**     O

**B**     **Per Fallrückzieher**     O

**C**     **Durch einen Freistoß**     O

**D**     **Mit der Hacke**     O

# Frage 52

Im Spiel gegen Algerien präsentierte die deutsche Mannschaft einen ausgefallenen, aber auch erfolglosen Freistoßtrick. Dabei…

**A**   ließ Thomas Müller sich hinfallen, um sich dann wieder aufzurappeln und den Freistoßtrick fortzusetzen, als sei nichts geschehen.   ○

**B**   liefen gleich sechs Spieler über den Ball, bevor der Siebte schließlich schoss.   ○

**C**   wurde der Ball von Schweinsteiger, Kroos und Özil mit drei Doppelpässen in den Strafraum gebracht.   ○

**D**   lupfte Schweinsteiger den Ball über Müller hinweg zu Kroos, der dann mit einem Volleyschuss abschloss.   ○

# Frage 53

Für Gesprächsstoff sorgte das Interview, das ZDF-Reporter Boris Büchler nach dem Spiel gegen Algerien mit Per Mertesacker führte. Was wollte der Abwehrroutinier nach eigenem Bekunden erst einmal tun?

**A** **Das Spiel auf Video anschauen und die Fehler im Training beheben** ○

**B** **Ein paar Bier zischen und das Spiel schnell vergessen** ○

**C** **Sich drei Tage in die Eistonne legen und dann das Spiel in Ruhe analysieren** ○

**D** **Zwei Tage durchschlafen und dann wieder hart trainieren** ○

# Frage 54

Zum deutschen Betreuerstab gehörten auch Mark Verstegen und Shad Forsythe. In welcher Funktion?

**A** **Physiotherapeuten** ○

**B** **Fitnesstrainer** ○

**C** **Scouts** ○

**D** **Busfahrer** ○

# Frage 55

Besonders dramatisch und umkämpft war das Achtelfinalspiel zwischen Brasilien und Chile, das der Gastgeber erst im Elfmeterschießen für sich entscheiden konnte. Was tat Brasiliens Torwart Júlio César, bevor das Elfmeterschießen anfing?

**A**     **Er sang noch einmal für sich alleine die brasilianische Nationalhymne**   ○

**B**     **Er steckte sich wie einst Jens Lehmann einen Zettel mit Hinweisen zu den gegnerischen Schützen in den Stutzen**   ○

**C**     **Er rieb sich die Handschuhe mit Weihwasser ein**   ○

**D**     **Er legte einen Rosenkranz auf die Torlinie**   ○

# Frage 56

Einer der angesehensten und erfolgreichsten Trainer beendete in Brasilien seine Laufbahn. Welcher oft als "Gentleman" titulierte Coach trat endgültig von der großen Fußballbühne ab?

A    **Ottmar Hitzfeld**      O

B    **Louis van Gaal**       O

C    **Vicente del Bosque**   O

D    **Luiz Felipe Scolari**  O

# Frage 57

Im Achtelfinale lagen die Niederlande bis zur 88. Minute gegen Mexiko zurück und drehten dann noch durch zwei Tore dieses Spiel. Wer schoss in der Nachspielzeit den Siegtreffer per Foulelfmeter?

A    **Robin van Persie**     O

B    **Arjen Robben**         O

C    **Klaas-Jan Huntelaar**  O

D    **Dirk Kuyt**            O

# Frage 58

Die Achtelfinalbegegnung zwischen Argentinien und der Schweiz erlebte dramatische Schlussminuten: Nachdem Argentinien in der 118. Minute mit 1:0 in Führung gegangen war, hatten die Schweizer wenig später noch eine Riesenchance – ein Kopfball von Blerim Džemaili landete am Pfosten, der Abpraller ging knapp daneben. Wer schoss das Tor des Tages für Argentinien?

A  **Gonzalo Higuaín**  ○

B  **Lionel Messi**  ○

C  **Ezequiel Lavezzi**  ○

D  **Ángel di María**  ○

# Frage 59

Eine besondere Premiere gab es im Achtelfinale zwischen den Niederlanden und Mexiko. Was geschah in der 32. und 76. Spielminute?

| | | |
|---|---|---|
| **A** | **Es gab erstmals bei einem WM-Spiel sogenannte Abkühlpausen** | ○ |
| **B** | **In beiden Situationen war ein weiblicher "Flitzer" auf den Rasen gelaufen** | ○ |
| **C** | **In der 1. Halbzeit musste der Schiedsrichter wegen einer Verletzung ausgetauscht werden; in der 2. Halbzeit erlitt einer der Assistenten einen Hitzeschlag und konnte seine Aufgabe nicht mehr erfüllen** | ○ |
| **D** | **Es waren jeweils die Haupt-TV-Kameras ausgefallen, und das Spiel musste in beiden Halbzeiten unterbrochen werden** | ○ |

## Frage 60

Was gab es nach Abschluss der Achtelfinalpartien für eine Besonderheit festzustellen?

**A**    **Alle Begegnungen wurden in der Verlängerung oder im Elfmeterschießen entschieden**    ○

**B**    **Erstmals setzten sich im Achtelfinale ausnahmslos die Gruppensieger durch**    ○

**C**    **Alle im Achtelfinale vertretenen Teams aus Europa zogen ins Viertelfinale ein**    ○

**D**    **Es gab in den acht Spielen in der regulären Spielzeit keinen einzigen Elfmeter**    ○

## Frage 61

Zu einem populären Gesicht der WM avancierte auch Vanessa Huppenkothen. In welcher Rolle war sie bei der WM zu sehen?

**A**    **Charismatische Anführerin der Demonstrationen gegen die Fußball-WM**    ○

**B**    **Gouverneurin des Bundesstaates Rio de Janeiro**    ○

**C**    **Mexikanische TV-Moderatorin**    ○

**D**    **Model-Freundin von Neymar**    ○

# Frage 62

Wer zeigte im Viertelfinale gegen Frankreich eine Welt-klasseleistung und erzielte zudem das Tor des Tages?

A     **Bastian Schweinsteiger**     O

B     **Toni Kroos**     O

C     **Jérôme Boateng**     O

D     **Mats Hummels**     O


# Frage 63

Welche Umstellung nahm Joachim Löw im Viertel-finale gegen Frankreich <u>nicht</u> vor?

A     **Philipp Lahm spielte wieder rechter Außenverteidiger, nachdem er in den Spielen zuvor im defensiven Mittelfeld aufgelaufen war**     O

B     **Bastian Schweinsteiger und Sami Khedira bildeten erstmals im Turnier von Spielbeginn an das defensive Mittelfeld**     O

C     **Jérôme Boateng rückte in der Abwehr nach innen, dafür musste Per Mertesacker auf die Bank**     O

D     **Es wurde auf ein 4-4-2-System umgestellt. Miroslav Klose und André Schürrle waren die beiden Angreifer**     O

# Frage 64

Mit welcher spektakulären Aktion sicherte Manuel Neuer der deutschen Mannschaft im Spiel gegen Frankreich in der Schlussphase den Sieg?

**A**     **Er wehrte gleich zwei Schüsse von Antoine Griezmann nacheinander mit dem Fuß ab** ○

**B**     **Er klärte 30 Meter vor dem Tor mit einem Flugkopfball gegen Olivier Giroud** ○

**C**     **Er wehrte einen harten Schuss von Karim Benzema aus kurzer Distanz mit einem unglaublich schnellen Reflex mit der rechten Hand ab** ○

**D**     **Neuer lenkte im Rückwärtslaufen einen Heber von Mathieu Valbuena gerade noch über die Latte** ○

# Frage 65

Was sagte Thomas Müller, immer für einen unterhaltsamen Spruch gut, nach dem Viertelfinalspiel gegen Frankreich, bei dem die Spieler mit hohen Temperaturen zu kämpfen hatten?

**A**    **"Im Death Valley kann es auch nicht heißer gewesen sein"** ◯

**B**    **"Auf dem rechten Flügel war es wie in einer Grillbude"** ◯

**C**    **"Qualmende Socken hatte ich schon beim Warmmachen"** ◯

**D**    **"An so einem Tag wäre man gerne Wasserballer"** ◯

# Frage 66

Brasilien verfiel in eine kollektive, nationale Schockstarre, als sich Superstar Neymar schwer verletzte und fortan im Turnier nicht mehr zum Einsatz kommen konnte. Was war passiert?

**A** **Neymar war mit dem kolumbianischen Torwart David Ospina zusammengeprallt und hatte sich mehrere Rippen gebrochen**

**B** **In einem Kopfballduell mit James Rodríguez hatte sich Neymar eine schwere Gehirnerschütterung zugezogen**

**C** **Neymar war bei einem Torschuss mit dem Fuß im Rasen hängengeblieben. Nach dem Spiel wurde ein Bänderriss diagnostiziert**

**D** **Kolumbiens Spieler Juan Zúñiga war ihm mit dem Knie in den Rücken gesprungen; Neymar erlitt einen Bruch des Querfortsatzes des dritten Lendenwirbels**

# Frage 67

Das Viertelfinale zwischen den Niederlanden und Costa Rica wurde erst im Elfmeterschießen entschieden, welches das Team Oranje gewann. Welche ausgefallene Idee hatte dabei Bondscoach Louis van Gaal?

**A**  **Er wechselte Ersatztorhüter Tim Krul in der 120. Minute extra für das Elfmeterschießen ein**  ○

**B**  **Van Gaal ließ ausschließlich Abwehrspieler im Elfmeterschießen antreten**  ○

**C**  **Alle Schützen schossen auf van Gaals Ansage hin in die Tormitte**  ○

**D**  **Er nominierte alle eingewechselten Feldspieler als Elfmeterschützen**  ○

# Frage 68

Vor der WM als einer der Geheimfavoriten tituliert, erfüllte das junge belgische Team die Erwartungen und erreichte das Viertelfinale, wo man gegen Argentinien ausschied. Wie heißt der Nationaltrainer Belgiens, der früher als Spieler bei einem deutschen Verein große Erfolge feierte?

A    **Jean-Marie Pfaff**   O

B    **Marc Wilmots**   O

C    **Jan Ceulemans**   O

D    **Enzo Scifo**   O

# Frage 69

In welchem Bundesland wurde der Torschütze des Siegtreffers im Finale, Mario Götze, geboren?

A    **Niedersachsen**   O

B    **Nordrhein-Westfalen**   O

C    **Sachsen**   O

D    **Bayern**   O

# Frage 70

Und welcher Nationalspieler hat den nördlichsten Geburtsort in seiner Vita stehen?

A    **Miroslav Klose**    ○
B    **Per Mertesacker**    ○
C    **Toni Kroos**    ○
D    **Christoph Kramer**    ○

# Frage 71

Das spektakuläre 7:1 im Halbfinale gegen Brasilien wird für immer ein unvergessliches Spiel bleiben. Wo fand diese denkwürdige Begegnung statt?

A    **Belo Horizonte**    ○
B    **Recife**    ○
C    **Porto Alegre**    ○
D    **Brasília**    ○

# Frage 72

Im Halbfinale gegen Brasilien gelangen dem deutschen Team vier Tore innerhalb kurzer Zeit. Wie lange brauchte die Mannschaft für die Treffer vom 2:0 bis zum 5:0?

| | | |
|---|---|---|
| **A** | **9:30 Minuten** | ○ |
| **B** | **6:40 Minuten** | ○ |
| **C** | **8:20 Minuten** | ○ |
| **D** | **4:59 Minuten** | ○ |

# Frage 73

Mit dem Tor zum 2:0 gegen Brasilien erzielte Miroslav Klose seinen 16. WM-Treffer und avancierte damit zum WM-Rekordtorschützen. Was haben alle seine 16 Tore gemeinsam?

| | | |
|---|---|---|
| **A** | **Es waren alles Kopfballtore** | ○ |
| **B** | **Klose erzielte alle Treffer im Strafraum** | ○ |
| **C** | **Alle Tore fielen in der 1. Halbzeit** | ○ |
| **D** | **Klose traf ausschließlich in Spielen, die Deutschland gewann** | ○ |

## Frage 74

Wen überholte Klose damit?

| | | |
|---|---|---|
| A | **Diego Maradona** | O |
| B | **Gerd Müller** | O |
| C | **Just Fontaine** | O |
| D | **Ronaldo** | O |


## Frage 75

Deutschland schoss zwar im Halbfinale gegen Brasilien die meisten Tore in einem Spiel bei dieser WM, das Match mit den meisten Torschüssen, nämlich 35, war jedoch ein anderes:

| | | |
|---|---|---|
| A | **Niederlande – Spanien 5:1** | O |
| B | **Frankreich – Schweiz 5:2** | O |
| C | **Belgien – USA 2:1 nach Verlängerung** | O |
| D | **Kolumbien – Japan 4:1** | O |

# Frage 76

Die Fußball-WM sorgte in den sozialen Medien für außerordentlich hohe Resonanz. Zum neuen Rekord-Sportereignis bei Twitter avancierte das Halbfinale zwischen Deutschland und Brasilien. Was schätzen Sie: Wie viele Tweets wurden zu diesem Spiel abgesetzt?

| | | |
|---|---|---|
| A | 17,2 Millionen | O |
| B | 35,6 Millionen | O |
| C | 108,3 Millionen | O |
| D | 1,5 Millionen | O |

# Frage 77

Am 7. Juli 2014, einen Tag vor dem ersten Halbfinale, starb einer der größten Fußballspieler aller Zeiten. Um wen trauerte die Fußballwelt?

| | | |
|---|---|---|
| A | Alfredo di Stéfano | O |
| B | Ferenc Puskás | O |
| C | Eusébio | O |
| D | Bobby Charlton | O |

# Frage 78

Nach der hohen Niederlage im Halbfinale gegen Deutschland war das brasilianische Team im Spiel um Platz 3 um Wiedergutmachung bemüht. Doch gegen die Niederlande gab es erneut eine Niederlage. Wie hoch fiel sie diesmal aus?

| | | |
|---|---|---|
| **A** | **0:3** | O |
| **B** | **0:1** | O |
| **C** | **1:4** | O |
| **D** | **4:5 nach Elfmeterschießen** | O |

# Frage 79

Was hatten Deutschlands Gegner in der K.O.-Runde
– Algerien, Frankreich, Brasilien und Argentinien –
gemeinsam?

A    Wenn die deutsche Mannschaft auf eines dieser Teams traf, wurde sie am Ende auch Weltmeister ○

B    Gegen diese Mannschaften hatte Deutschland zuvor noch nie bei einer WM gewonnen ○

C    Gegen diese Teams musste das deutsche Team bislang am häufigsten bei WM-Turnieren antreten ○

D    Gegen diese vier Länder hatte Deutschland eine negative Länderspiel-Bilanz ○

## Frage 80

Deutschland hält den Rekord für die meisten Final-
teilnahmen in der WM-Historie. Zum wievielten
Male stand das DFB-Team in Rio de Janeiro in
einem WM-Endspiel?

**A**    **Zum fünften Mal**    ○

**B**    **Zum sechsten Mal**    ○

**C**    **Zum achten Mal**    ○

**D**    **Zum siebten Mal**    ○

## Frage 81

Das Finale einer Fußball-WM ist immer auch eine
große Show. Welche beiden Prominenten brachten
vor dem Anpfiff den WM-Pokal ins Maracanã-
Stadion?

**A**    **Raúl und Jennifer Lopez**    ○

**B**    **Carles Puyol und Gisele Bündchen**    ○

**C**    **Pelé und Rihanna**    ○

**D**    **Ronaldinho und Shakira**    ○

# Frage 82

Welcher Schiedsrichter leitete das WM-Finale?

| | | |
|---|---|---|
| **A** | **Carlos Velasco Carballo aus Spanien** | ○ |
| **B** | **Howard Webb aus England** | ○ |
| **C** | **Nicola Rizzoli aus Italien** | ○ |
| **D** | **Pedro Proença aus Portugal** | ○ |

# Frage 83

Kurz vor dem Finale musste Bundestrainer Joachim Löw notgedrungen die Aufstellung ändern – in der Startformation stand überraschend Christoph Kramer. Wer hatte sich verletzt und konnte daher nicht im Finale auflaufen?

| | | |
|---|---|---|
| **A** | **Sami Khedira** | ○ |
| **B** | **Bastian Schweinsteiger** | ○ |
| **C** | **Toni Kroos** | ○ |
| **D** | **Mesut Özil** | ○ |

# Frage 84

Christoph Kramer musste allerdings nach 31 Minuten im Finale schon wieder ausgewechselt werden. Für ihn kam André Schürrle. Was war geschehen?

**A** **Kramer hatte einen Schuss von Gonzalo Higuaín direkt ins Gesicht bekommen und konnte nicht mehr richtig sehen**   ○

**B** **Kramer hatte sich ohne gegnerische Einwirkung am Knie verletzt und konnte nur noch humpeln**   ○

**C** **Kramer war nach einer frühen Gelben Karte wegen eines Fouls an Javier Mascherano und einer weiteren Ermahnung durch den Schiedsrichter stark Rot-gefährdet**   ○

**D** **Der argentinische Abwehrspieler Ezequiel Garay hatte ihn mit der Schulter hart am Kopf getroffen; Kramer zog sich eine Gehirnerschütterung zu**   ○

# Frage 85

Mario Götze spielte im Finale nicht von Beginn an.
Für wen wurde er in der 88. Minute eingewechselt?

| | | |
|---|---|---|
| **A** | **Thomas Müller** | ○ |
| **B** | **Miroslav Klose** | ○ |
| **C** | **Bastian Schweinsteiger** | ○ |
| **D** | **Benedikt Höwedes** | ○ |

# Frage 86

Das großartige Siegtor im Finale von Mario Götze nach einer Flanke von André Schürrle haben wir bestimmt alle noch vor Augen. Wer aber spielte den vorletzten Pass auf Schürrle?

| | | |
|---|---|---|
| **A** | **Toni Kroos** | ○ |
| **B** | **Mesut Özil** | ○ |
| **C** | **Bastian Schweinsteiger** | ○ |
| **D** | **Mats Hummels** | ○ |

# Frage 87

Zu den für immer in Erinnerung bleibenden Bildern des Finales gehört auch der blutende Bastian Schweinsteiger, der in der Verlängerung kurz außerhalb des Spielfelds behandelt wurde und dann wieder zurückkehrte. Wobei hatte sich der Bayern-Star den Cut unter dem Auge zugezogen?

**A**     **Ein Zuschauer warf ein Feuerzeug nach Schweinsteiger und traf ihn unter dem Auge**    O

**B**     **Javier Mascherano hatte ihn unabsichtlich mit dem Fuß im Gesicht getroffen**    O

**C**     **Schweinsteiger war nach einem Laufduell an der Seitenlinie in eine Werbebande gerutscht**    O

**D**     **Im Luftkampf hatte Sergio "Kun" Agüero ihm einen Schlag ins Gesicht versetzt**    O

## Frage 88

Wie viel Ballbesitz hatte die deutsche Mannschaft im hart umkämpften Finale, in dem die Argentinier ihre beste Turnierleistung zeigten?

A    50 Prozent

B    35 Prozent

C    60 Prozent

D    70 Prozent

## Frage 89

Jérôme Boateng spielte ein starkes Turnier, in der Vorrunde als rechter Verteidiger, ab dem Achtelfinale rückte er wieder nach innen. Seine Leistung im Finale wurde von vielen Experten als absolute Weltklasse bezeichnet. In welchem Verein fing Boateng mit dcm Fußballspielen an?

A    Union Berlin

B    Hertha BSC

C    Tennis Borussia Berlin

D    Viktoria 1889 Berlin

## Frage 90

Der große Moment am Ende einer langen Reise: Kapitän Philipp Lahm durfte den WM-Pokal entgegennehmen und in den Himmel von Rio de Janeiro recken. Wie viel wiegt wohl der WM-Pokal?

A    6,2 Kilogramm    ○

B    11,4 Kilogramm    ○

C    3,8 Kilogramm    ○

D    8,5 Kilogramm    ○

## Frage 91

Wer überreichte Philipp Lahm die begehrte Trophäe?

A    **Bundespräsident Joachim Gauck**    ○

B    **Bundeskanzlerin Angela Merkel**    ○

C    **Brasiliens Fußballlegende Pelé**    ○

D    **Brasiliens Präsidentin Dilma Rousseff**    ○

# Frage 92

Was hat Deutschland mit dem Titelgewinn als erste
Mannschaft überhaupt geschafft?

A In vier verschiedenen Jahrzehnten
Weltmeister zu werden 〇

B Als erstes europäisches Team Weltmeister bei einem Turnier in Nord- oder
Südamerika zu werden 〇

C Im gesamten Turnier ohne Gegentref-
fer zu bleiben 〇

D Zum vierten Mal Weltmeister zu werden 〇

# Frage 93

Wer ließ sich nach dem Finale mit den deutschen
Spielern in der Umkleidekabine fotografieren?

A Beyoncé und Jay-Z 〇

B Magdalena Neuner und Boris Becker 〇

C Angela Merkel und Joachim Gauck 〇

D Ursula von der Leyen und Sigmar
Gabriel 〇

# Frage 94

Zahlreiche Gratulationen erreichten das deutsche Team. Wer twitterte nach dem Finale einen Glückwunsch an "ihre deutschen Jungs"?

A   **Rihanna**    ○

B   **Katy Perry**    ○

C   **Shakira**    ○

D   **Angelina Jolie**    ○

# Frage 95

Welches berühmte Bauwerk erstrahlte sowohl nach dem 7:1-Erfolg gegen Brasilien im Halbfinale als auch nach dem Triumph im Finale in den Farben Schwarz-Rot-Gold?

A   **Eiffelturm**    ○

B   **Freiheitsstatue**    ○

C   **Empire State Building**    ○

D   **Tower of London**    ○

# Frage 96

Nach dem Finale berichteten natürlich viele Medien weltweit über den großen Erfolg des deutschen Teams. Können Sie die Schlagzeilen bzw. Zitate den richtigen Zeitungen zuordnen?

1    **"Der WM-Pokal bleibt weiterhin in guten Händen"**

2    **"Es ist der Gipfel einer Geschichte, die für andere eine Inspiration sein sollte"**

3    **"Das Maracanã ist deutsch"**

4    **"Ganz Deutschland ist Weltmeister"**

A    *The Guardian* (England)

B    *As* (Spanien)

C    *O Dia* (Brasilien)

D    *Kurier* (Österreich)

## Frage 97

Was titelte das US-Onlinenachrichtenportal *Huffing-ton Post* nach dem Finale?

A    **"Mario Maracanã"**    ◯

B    **"The Greatest"**    ◯

C    **"Rio de Germany"**    ◯

D    **"Wir! Sind! Weltmeister!"**    ◯

## Frage 98

Das Finale sorgte für einen neuen Quotenrekord im deutschen Fernsehen. Wie hoch war der Marktanteil der Übertragung in der ARD?

A    **86,3 Prozent**    ◯

B    **72,9 Prozent**    ◯

C    **91,4 Prozent**    ◯

D    **98,1 Prozent**    ◯

# Frage 99

Wer wurde als bester Spieler des Turniers ausgezeichnet?

| | | |
|---|---|---|
| **A** | **Neymar** | ○ |
| **B** | **Lionel Messi** | ○ |
| **C** | **Arjen Robben** | ○ |
| **D** | **Thomas Müller** | ○ |

# Frage 100

Und wer wurde zum besten Torhüter gekürt?

| | | |
|---|---|---|
| **A** | **Guillermo Ochoa** | ○ |
| **B** | **Keylor Navas** | ○ |
| **C** | **Claudio Bravo** | ○ |
| **D** | **Manuel Neuer** | ○ |

# Frage 101

Wer war der erfolgreichste Torschütze des Turniers und erhielt dafür den Goldenen Schuh?

A    **Karim Benzema**    ○

B    **Thomas Müller**    ○

C    **Lionel Messi**    ○

D    **James Rodríguez**    ○

# Frage 102

An der Spitze der Scorer-Wertung (Tore + Assists) stand am Ende James Rodríguez. Er erzielte sechs Tore und gab zwei Vorlagen. Wem gelangen ebenfalls acht Scorer-Punkte?

A    **Thomas Müller**    ○

B    **Toni Kroos**    ○

C    **Lionel Messi**    ○

D    **Arjen Robben**    ○

# Frage 103

Wer wurde als bester Nachwuchsspieler des Turniers ausgezeichnet?

| | | |
|---|---|---|
| A | Paul Pogba | O |
| B | Kevin De Bruyne | O |
| C | Memphis Depay | O |
| D | Joel Campbell | O |

# Frage 104

Welcher Treffer wurde in einer Internetabstimmung zum schönsten Tor der WM gewählt?

| | | |
|---|---|---|
| A | Das Tor von Mario Götze im Finale | O |
| B | Der Volleyschuss von James Rodríguez im Achtelfinale Kolumbien – Uruguay | O |
| C | Der Flugkopfball von Robin van Persie beim 5:1-Sieg der Niederländer gegen Spanien | O |
| D | Der Volleytreffer von Australiens Tim Cahill in der Partie gegen die Niederlande | O |

# Frage 105

Welche Mannschaft erhielt am Ende die Fair-Play-Trophäe?

A    **Belgien**    ○

B    **Deutschland**    ○

C    **Kolumbien**    ○

D    **Costa Rica**    ○

# Frage 106

Welcher Unparteiische kam in Brasilien zu seinen WM-Einsätzen 6 bis 9 und ist damit der WM-Rekordschiedsrichter?

A    **Marco Rodríguez (Mexiko)**    ○

B    **Howard Webb (England)**    ○

C    **Jonas Eriksson (Schweden)**    ○

D    **Ravshan Irmatov (Usbekistan)**    ○

# Frage 107

Dafür können sich die Brasilianer nichts kaufen, aber in einer Statistik lagen sie tatsächlich am Ende vorn:

| | | |
|---|---|---|
| **A** | **Höchste Ballbesitzquote** | ○ |
| **B** | **Meiste Flanken** | ○ |
| **C** | **Meiste Torschüsse** | ○ |
| **D** | **Meiste Eckbälle** | ○ |

# Frage 108

André Schürrle kam in sechs der sieben WM-Partien zum Einsatz. Wie oft wurde er als Joker eingewechselt?

| | | |
|---|---|---|
| **A** | **Viermal** | ○ |
| **B** | **Fünfmal** | ○ |
| **C** | **Sechsmal** | ○ |
| **D** | **Dreimal** | ○ |

# Frage 109

Ein deutscher Akteur spielte im WM-Turnier die meisten Pässe. Wer war der produktivste Passgeber?

A    **Bastian Schweinsteiger**      ○

B    **Toni Kroos**      ○

C    **Mats Hummels**      ○

D    **Philipp Lahm**      ○

# Frage 110

Wer gab von den deutschen Spielern die meisten Schüsse auf das gegnerische Tor ab?

A    **André Schürrle**      ○

B    **Miroslav Klose**      ○

C    **Thomas Müller**      ○

D    **Mesut Özil**      ○

# Frage 111

Eine ganz entscheidende Rolle spielten im Turnier-
verlauf die Einwechselspieler für das deutsche
Team. Wie viele sogenannte Joker-Tore standen am
Ende zu Buche?

A    7     ○

B    5     ○

C    4     ○

D    3     ○

# Frage 112

Drei Akteure im deutschen Team standen bei der
WM in allen sieben Partien die komplette Spielzeit
auf dem Feld. Wer gehörte nicht dazu?

A    **Philipp Lahm**     ○

B    **Manuel Neuer**     ○

C    **Toni Kroos**     ○

D    **Benedikt Höwedes**     ○

# Frage 113

Wie viele Rote und Gelb-Rote Karten erhielt das
deutsche Team im gesamten Turnier?

| | | |
|---|---|---|
| **A** | 3 | ○ |
| **B** | 1 | ○ |
| **C** | 2 | ○ |
| **D** | 0 | ○ |

# Frage 114

Welcher Spieler beging bei der WM die meisten
Fouls?

| | | |
|---|---|---|
| **A** | **Martín Demichelis** | ○ |
| **B** | **Marouane Fellaini** | ○ |
| **C** | **Luiz Gustavo** | ○ |
| **D** | **Ron Vlaar** | ○ |

# Frage 115

Welcher Verein lag am Ende in der Torschützenliste
nach Clubs vorne?

A   **FC Barcelona**

B   **FC Bayern München**

C   **Manchester United**

D   **Real Madrid**

# Frage 116

In Berlin wurden die Weltmeister bei ihrer Rückkehr
begeistert empfangen. An welchem Wochentag fand
die Siegesfeier statt?

A   **Mittwoch**

B   **Dienstag**

C   **Montag**

D   **Freitag**

# Frage 117

Welcher Musikstar trat bei der Siegesfeier in Berlin
auf?

| | | |
|---|---|---|
| A | **Helene Fischer** | O |
| B | **Andrea Berg** | O |
| C | **Sarah Connor** | O |
| D | **Ina Müller** | O |

# Frage 118

Bei der Siegesfeier kam jede Camp-WG mit einer
eigenen Choreografie auf die Bühne. Eine Darbie-
tung sorgte tagelang für Diskussionen, vor allem in
den deutschen Medien und sozialen Netzwerken.
Unter welchem Namen wurde der vermeintliche
Eklat bekannt?

| | | |
|---|---|---|
| A | **Die Betrunkenen von Berlin** | O |
| B | **Das Rio-Rudel** | O |
| C | **Der Siegesfeier-Skandal** | O |
| D | **Gaucho-Gate** | O |

# Frage 119

Welche Schlagzeile war im britischen *Daily Mirror*
über die Feier in Berlin zu lesen?

| | | |
|---|---|---|
| A | "Hottest party on Earth" | O |
| B | "Absolutely ubergeschnappt. World Cup of Cool" | O |
| C | "Dancing champions in Berlin" | O |
| D | "Really nice guys!" | O |

# Frage 120

In den Tagen und Wochen nach der WM erklärten
einige deutsche Spieler ihren Rücktritt aus der Nationalmannschaft. Wer setzte jedoch seine Karriere
als Nationalspieler fort?

| | | |
|---|---|---|
| A | Miroslav Klose | O |
| B | Philipp Lahm | O |
| C | Bastian Schweinsteiger | O |
| D | Per Mertesacker | O |

# Die Antworten

## Frage 1 – A

Im Passeiertal im italienischen Südtirol bezog das DFB-Team vom 21. bis 31. Mai 2014 Quartier und legte den Grundstein für den vierten Titelgewinn.

## Frage 2 – C

Manuel Neuer hatte im Pokalfinale bei einem Sturz einen Kapseleinriss im rechten Schultereckgelenk erlitten und musste einige Tage sogar eine Armschlinge tragen.

## Frage 3 – B

Für viele war es überraschend, dass für den offensiven Mittelfeldakteur Marco Reus der Abwehrmann Shkodran Mustafi nachnominiert wurde. Mustafi hatte die gesamte WM-Vorbereitung bestritten und es zunächst nicht in den 23er-Kader geschafft.

## Frage 4 – C

Das Campo Bahia liegt im gleichnamigen Bundesstaat, etwa 30 Kilometer von der Stadt Porto Seguro entfernt.

## Frage 5 – D

Per Mertesacker war ebenfalls Chef einer der vier WGs im Camp der deutschen Mannschaft. Zu seiner WG gehörten seine Vereinskollegen Mesut Özil und Lukas Podolski sowie Jérôme Boateng, Sami Khedira und Ron-Robert Zieler.

## Frage 6 – A

Der DFB-Tross nahm die Fähre, wenn es vom Camp zum Flughafen oder wieder zurück ging.

## Frage 7 – D

Vier Tage vor der Eröffnungsfeier sagte Jennifer Lopez ihren geplanten Auftritt ab – wegen Produktionsproblemen, so hieß es. Kurz vor dem WM-Auftakt sagte die Diva dann doch zu. Bei der Eröffnungsfeier in São Paulo sang sie gemeinsam mit dem Rapper Pitbull und der brasilianischen Sängerin Claudia Leitte den WM-Song "We Are One".

## Frage 8 – B

Bosnien-Herzegowina nahm zum ersten Mal an einem WM-Turnier teil. Das Team mit zahlreichen bekannten Spielern wie Džeko, Misimović und Ibisević schied jedoch als Gruppendritter in der Vorrunde aus.

## Frage 9 – D

Sechs Europameister von 2009 gehörten in Brasilien zu den tragenden Säulen des deutschen Teams: Manuel Neuer, Jérôme Boateng, Benedikt Höwedes, Mats Hummels, Sami Khedira und Mesut Özil.

## Frage 10 – D

Das erste Gruppenspiel gegen Portugal war Deutschlands 100. WM-Spiel. Mittlerweile sind es 106 Partien – damit liegt Deutschland an der Spitze vor Brasilien, das bislang auf 104 WM-Matches kam.

## Frage 11 – C

Vier Innenverteidiger bildeten gegen Portugal die deutsche Defensive: Benedikt Höwedes auf der linken Seite, Jérôme Boateng rechts sowie Mats Hummels und Per Mertesacker in der Mitte.

## Frage 12 – B

Es war der für Real Madrid spielende Pepe, der sich provozieren ließ und zu einem Kopfstoß gegen Thomas Müller ansetzte.

## Frage 13 – D

Brazuca hieß der Spielball. Gewählt wurde der Name in einer Internetabstimmung in Brasilien. Er steht für das brasilianische Lebensgefühl und für Emotionen, Stolz und Herzlichkeit.

## Frage 14 – A

Holger Stromberg, auch aus dem Fernsehen bekannter Spitzenkoch, sorgte in Brasilien für die leistungsgerechte Ernährung der Nationalspieler.

## Frage 15 – D

Mario Götze köpfte sich in der 51. Minute im Spiel gegen Ghana nach einer Flanke von Thomas Müller an das eigene Knie, von wo der Ball dann ins Tor sprang.

## Frage 16 – B

Miroslav Klose zeigte noch einmal sein Torjubel-Markenzeichen: einen Salto. Die Landung glückte ihm aber nicht ganz so gut wie früher. Klose meinte hinterher über seinen Salto, er sei aus der Übung.

## Frage 17 – B

Immerhin rund 13.000 Kilometer waren es, die der DFB-Tross in Brasilien im Flugzeug zurücklegte.

# Frage 18 – C

Die Wassermassen hatten auch den Rasen der Arena Pernambuco in Mitleidenschaft gezogen, zwei Stunden vor dem Anstoß befand sich dieser aber in einem akzeptablen Zustand, sodass das Spiel wie geplant um 13 Uhr Ortszeit angepfiffen wurde.

# Frage 19 – A

Ein Unentschieden im Spiel gegen die USA hätte Deutschland zum Gruppensieg gereicht, dem US-Team hätte es den zweiten Platz in der Gruppe gesichert. In einigen Medien wurde diese Konstellation mit der als „Nichtangriffspakt" titulierten Begegnung zwischen Deutschland – Österreich 1982 in Gijón verglichen.

# Frage 20 – A

Jürgen Klinsmann wurde im Juli 2011 Coach des US-Teams. 2006 war er zusammen mit Joachim Löw verantwortlich für das deutsche Sommermärchen.

# Frage 21 – C

Thomas Müller, der in seinem zweiten WM-Turnier gegen die USA bereits zum neunten Mal traf, sagte über seinen Treffer, der erneut aus einer Standardsituation resultierte: "Zur Abwechslung habe ich mal ein schönes Tor gemacht."

## Frage 22 – D

Hans-Dieter Hermann wurde 2004 von Jürgen Klinsmann ins DFB-Team geholt. Der renommierte Sportpsychologe arbeitete in den vergangenen Jahren mit vielen Profisportlern und Teams zusammen.

## Frage 23 – B

Lange war nicht klar, ob Bastian Schweinsteiger überhaupt wegen anhaltender Probleme mit der Patellasehne im linken Knie rechtzeitig zur WM fit werden würde. Zum Glück für das deutsche Team fand Schweinsteiger im Laufe des Turniers zur Weltklasseform zurück und lieferte insbesondere im Finale eine große Leistung ab.

## Frage 24 – A

Co-Trainer Hansi Flick hatte die Spieler in der Vorbereitung speziell Standardsituationen trainieren lassen. Die Spieler durften dabei eigene Ideen einbringen. Wie man in Brasilien mehrmals sehen konnte, hatte sich der Aufwand gelohnt. Unter anderem erzielte Mats Hummels gleich im Auftaktspiel gegen Portugal ein Tor nach einer Standardsituation.

## Frage 25 – C

Bundestrainer Joachim Löw sprach nach dem 7:1 gegen Brasilien davon, dass man jetzt Demut brauche. Überhaupt äußerten sich alle im DFB-Team nach dem Halbfinale sehr zurückhaltend.

## Frage 26 – C

Das Eröffnungsspiel fand vor 62.000 Zuschauern in São Paulo statt. Brasilien gewann gegen Kroatien mit 3:1.

## Frage 27 – B

Die Szene in der 71. Minute sorgte für hitzige Diskussionen: Nach einem Zupfer von Dejan Lovren ließ sich Brasiliens Angreifer Fred im Strafraum spektakulär fallen. Der japanische Schiedsrichter Yuichi Nishimura entschied auf Strafstoß, die meisten Fachleute hatten hier aber eine Schwalbe gesehen.

## Frage 28 – D

Mexiko wurden zwei Tore durch Giovani dos Santos wegen Abseits aberkannt – in beiden Fällen klare Fehlentscheidungen. Der verantwortliche Linienrichter aus Kolumbien wurde im Laufe des Turniers nicht mehr eingesetzt.

## Frage 29 – A

Im Mai 2013 wurde Volker Finke Trainer der kamerunischen Nationalmannschaft. Bekannt wurde Finke als Langzeittrainer des SC Freiburg; 16 Jahre, von 1991 – 2007 war er dort im Amt.

## Frage 30 – D

In der 44. Minute glich Robin van Persie die Führung der Spanier durch einen Flugkopfball aus 13 Metern aus. Diese Aktion samt der nicht besonders eleganten Landung wurde in den sozialen Netzwerken zu einem Hit und vielerorts nachgestellt und parodiert.

## Frage 31 – B

Viermal schied bei den vorherigen WM-Turnieren der Titelverteidiger bereits in der Vorrunde aus: Brasilien passierte dies 1966, Frankreich 2002. Italien musste gleich zweimal als amtierender Weltmeister die vorzeitige Heimreise antreten, nämlich 1950 und 2010.

## Frage 32 – A

Lionel Messi lief in der Tat deutlich weniger als Thomas Müller: Der argentinische Superstar legte in den drei Gruppenspielen 22,3 Kilometer zurück,

Müller hatte hingegen nach der Vorrunde bereits 33,9 Kilometer auf der Uhr.

## Frage 33 – C

Costa Rica holte den Gruppensieg gegen drei Ex-Weltmeister: Uruguay wurde mit 3:1 bezwungen, gegen Italien gab es einen 1:0-Sieg, und von England trennte man sich 0:0. Damit zogen die Mittelamerikaner zum zweiten Mal nach 1990 ins Achtelfinale ein.

## Frage 34 – B

Los Ticos wird das Nationalteam von Costa Rica genannt.

## Frage 35 – C

Der italienische Abwehrspieler Giorgio Chiellini war das Opfer des "uruguayischen Draculas". Für diese Tätlichkeit wurde Suárez später für neun Länderspiele und vier Monate gesperrt - eine Entscheidung, die in Uruguay mit Unverständnis und Empörung aufgenommen wurde.

## Frage 36 – C

Drei Tage nach seinem 43. Geburtstag wurde Faryd Mondragón im Spiel gegen Japan in der 85. Minute eingewechselt. Für Mondragón, der von 2007 bis

2010 für den 1. FC Köln spielte, war es der 51. Einsatz in der kolumbianischen Nationalmannschaft.

## Frage 37 – D

Georgios Samaras verwandelte im letzten Gruppenspiel gegen die Elfenbeinküste in der dritten Minute der Nachspielzeit einen Foulelfmeter zum 2:1-Endstand. Damit erreichte der Europameister von 2004 als Gruppenzweiter und mit nur zwei erzielten Toren die Runde der letzten 16.

## Frage 38 – B

In der Vorrundenbegegnung Frankreich – Honduras konnte das 2:0, ein Eigentor des honduranischen Keepers Noel Valladares, mit Hilfe der Torlinientechnik zweifelsfrei nachgewiesen werden.

## Frage 39 – A

Der Niederländer Wesley Sneijder klagte, das Freistoß-Spray, mit dem die Schiedsrichter den Standort der Abwehrmauer und die Position des Balles markierten, sei für ihn ein mentales Hindernis. Wenn man den Freistoß trete, habe man das Gefühl, dort stehe eine Wand, so der Mittelfeldspieler.

## Frage 40 – C

Nach einer 1:2-Niederlage im ersten Spiel gegen Belgien gewann Algerien das zweite Match gegen Südkorea mit 4:2. Ein 1:1-Unentschieden gegen Russland sicherte dann den zweiten Gruppenplatz.

## Frage 41 – B

Fuleco stellte ein Brasilianisches Dreibindengürteltier mit gelbem Fell und blauem Panzer dar. Diese Tierart gilt als gefährdet. Fuleco setzt sich aus den Wörtern "futebol" und "ecologia" zusammen.

## Frage 42 – A

Der Schweizer Xherdan Shaqiri erzielte im letzten Gruppenspiel beim 3:0-Sieg gegen Honduras alle drei Tore für die Eidgenossen.

## Frage 43 – D

Serge Aurier kam als Rechtsverteidiger in allen drei Gruppenspielen zum Einsatz. Sein Debüt in der ivorischen Nationalmannschaft feierte er 2013.

## Frage 44 – A

Wahrlich eine enttäuschende Vorstellung: Den vier Teams gelang kein einziger Sieg, und alle belegten in ihren Gruppen den letzten Platz. Zu mehr als drei Unentschieden insgesamt reichte es nicht.

## Frage 45 – 1C, 2B, 3A, 4D

Die Arena Pantanal (42.968 Plätze) steht in Cuiabá, die Arena Amazônia (42.374) befindet sich in Manaus. In Porto Alegre kann man im Estádio Beira-Rio (50.287) Fußball schauen, und in Fortaleza steht das Estádio Castelão (64.846).

## Frage 46 – D

Benzema hatte in der Nachspielzeit mit einem Schuss in den Winkel ein herrliches Tor erzielt. Schiedsrichter Björn Kuipers hatte jedoch direkt davor das Spiel abgepfiffen, da die angekündigten drei Minuten Nachspielzeit abgelaufen waren.

## Frage 47 – C

Die Niederlande waren mit 10 Toren das treffsicherste Team in der Gruppenphase. Dem 5:1 gegen Spanien folgten ein 3:2 gegen Australien sowie zum Abschluss ein 2:0 gegen Chile.

## Frage 48 – B

Das Team aus Honduras hatte in Gruppe E keine Chance und schied mit drei Niederlagen und 1:8 Toren aus.

# Frage 49 – C

Joachim Löw joggte sehr gerne frühmorgens am Strand. Das sei für ihn ein guter Ausgleich und ein guter Auftakt in den Tag, so der Bundestrainer.

# Frage 50 – B

Immerhin 19 Mal war Manuel Neuer gegen Algerien außerhalb seines eigentlichen Hoheitsgebietes am Ball.

# Frage 51 – D

Mit der Hacke bugsierte André Schürrle in der 92. Minute den Ball zum 1:0 in das algerische Tor. Mesut Özil erhöhte in der 120. Minute auf 2:0; Djabou markierte in der Nachspielzeit noch den Anschlusstreffer für Algerien.

# Frage 52 – A

Ob das Hinfallen von Thomas Müller, das sehr nach Slapstick aussah, Absicht war oder nicht, darüber waren sich die Experten nicht einig. Müller selbst stellte die Variante nach dem Spiel als so geplant dar.

# Frage 53 – C

Der Profi von Arsenal London, eigentlich ein sehr geschätzter Interviewpartner, sagte, er wolle sich drei Tage in die Eistonne legen. Mit den kritischen

Fragen des ZDF-Reporters konnte Mertesacker insgesamt wenig anfangen; er war zufrieden, dass das deutsche Team es ins Viertelfinale geschafft hatte.

## Frage 54 – B

Die US-Amerikaner Mark Verstegen und Shad Forsythe wurden 2004 von Jürgen Klinsmann als Fitnesstrainer zum DFB geholt. Forsythe wechselte nach der WM in Brasilien zu Arsenal London.

## Frage 55 – D

Die brasilianischen Spieler schienen ohne religiösen Beistand bei der WM im eigenen Land nicht auszukommen. Torwart Júlio César hatte vor dem Elfmeterschießen einen Rosenkranz von Ersatzkeeper Victor überreicht bekommen.

## Frage 56 – A

Für Ottmar Hitzfeld bedeutete die WM in Brasilien das Schlusskapitel einer langen und beeindruckenden Trainerkarriere. Vor allem mit Borussia Dortmund und Bayern München hatte Hitzfeld zahlreiche nationale und internationale Titel gewonnen. Die Schweizer Nationalmannschaft hatte er seit 2008 trainiert.

## Frage 57 – C

Klaas-Jan Huntelaar war es, der nervenstark den Elfmeter verwandelte und so den Einzug in die Runde der letzten Acht sicherstellte.

## Frage 58 – D

Ángel di María erlöste Argentinien kurz vor dem Ende der Verlängerung. Die Vorarbeit hatte Superstar Lionel Messi geleistet.

## Frage 59 – A

Es gab in dieser Partie erstmals offizielle Abkühlungspausen. Das Spiel fand in Fortaleza um 13 Uhr Ortszeit statt, die Temperatur betrug ca. 34 Grad Celsius. Die FIFA hatte 2014 beschlossen, dass es bei extremen klimatischen Bedingungen pro Halbzeit jeweils eine Unterbrechung von drei Minuten geben solle.

## Frage 60 – B

Zum ersten Mal seit Einführung des WM-Achtelfinales 1986 setzten sich in Brasilien alle acht Gruppensieger durch.

## Frage 61 – C

Vanessa Huppenkothen war bei der WM als Moderatorin für den mexikanischen TV-Sender "Televisa Deportes" im Einsatz. Huppenkothen, deren Vater Deutscher ist, galt für viele als die schönste WM-Journalistin.


## Frage 62 – D

Mats Hummels zeigte seine wahrscheinlich beste Leistung im Nationaltrikot und wurde von der FIFA völlig zu Recht als "Man of the Match" ausgezeichnet.


## Frage 63 – D

Es wurde nicht auf ein 4-4-2-System umgestellt, ansonsten nahm Joachim Löw aber einige Veränderungen vor: Philipp Lahm spielte wieder auf der rechten Außenverteidigerposition, Jérôme Boateng rückte nach innen, Per Mertesacker musste auf die Ersatzbank, und im defensiven Mittelfeld liefen erstmals Bastian Schweinsteiger und Sami Khedira gemeinsam von Anfang an auf.


## Frage 64 – C

Das war sicherlich eine der Torwartparaden des Turniers, als Manuel Neuer in der Nachspielzeit den Schuss aus spitzem Winkel von Karim Benzema hielt, indem er blitzschnell den rechten Arm hochriss und den Ball mit einer Hand abwehrte.

## Frage 65 – B

Chefrhetoriker Thomas Müller fand, es sei wie in einer Grillbude gewesen.

## Frage 66 – D

Juan Zúñiga war Neymar mit viel Schwung in den Rücken gesprungen und hatte ihn dabei schwer verletzt. In den folgenden Tagen herrschte großes Entsetzen in Brasilien, als klar war, dass der wichtigste Spieler der Seleção bei der WM nicht mehr zum Einsatz kommen können würde.

## Frage 67 – A

Louis van Gaal ließ sich für diesen Einfall feiern: Er wechselte kurz vor dem Abpfiff der Verlängerung Ersatztorwart Tim Krul für Stammkeeper Jasper Cillessen ein. Während van Gaal diesen Plan mit Krul vorher besprochen hatte, wusste Cillessen nichts davon. Van Gaals Idee funktionierte: Krul hielt zwei Elfmeter.

## Frage 68 – B

Marc Wilmots wurde 2012 Trainer der "Roten Teufel". Als Spieler gewann er mit Schalke den UEFA-Cup sowie den DFB-Pokal. Von den Fans wurde er damals ehrfürchtig "Willi, das Kampfschwein" gerufen.

## Frage 69 – D

Mario Götze wurde am 3. Juni 1992 in Memmingen in Bayern geboren. Sein erster Verein war der SC Ronsberg im Ostallgäu, für den er von 1995 - 1998 spielte.

## Frage 70 – C

Toni Kroos wurde in Greifswald geboren. Per Mertesacker kam in Hannover zur Welt, Christoph Kramer in Solingen, und Miroslav Klose erblickte im polnischen Opole das Licht der Welt.

## Frage 71 – A

Diese Partie von historischem Ausmaß fand am 8. Juli 2014 in Belo Horizonte vor 57.000 Zuschauern statt.

## Frage 72 – B

In gerade einmal 6:40 Minuten fielen die Treffer vom 2:0 bis zum 5:0.
2:0 Klose (23.)
3:0 Kroos (24.)
4:0 Kroos (26.)
5:0 Khedira (29.)

Das 1:0 hatte Thomas Müller in der 11. Minute erzielt; André Schürrle gelangen in der zweiten Halbzeit die Tore zum 6:0 und 7:0, bevor Oscar den Ehrentreffer für den Gastgeber schoss.

## Frage 73 – B

Miroslav Klose schoss oder köpfte seine 16 WM-Treffer alle im Strafraum. Neun schoss er mit dem Fuß, bei sieben Toren war Klose mit dem Kopf zur Stelle.

## Frage 74 – D

Mit dem ersten Turniertreffer gegen Ghana hatte er ihn eingeholt, mit dem Tor gegen Brasilien überholte Klose dann Ronaldo und setzte sich alleine an die Spitze der WM-Torjäger.

## Frage 75 – C

Im Achtelfinale zwischen Belgien und den USA gab es die meisten Torschüsse. Die Tore fielen aber erst in der Verlängerung. Belgien gewann 2:1 und zog so ins Viertelfinale ein.

## Frage 76 – B

35,6 Millionen Tweets wurden von einer Stunde vor Spielbeginn der Halbfinalpartie bis 30 Minuten nach dem Schlusspfiff abgesetzt. Das Finale landete mit

32,1 Millionen Tweets auf Platz zwei. Zuvor war der NFL-Superbowl 2014 mit 24,9 Millionen Einträgen das meistdiskutierte Sportevent auf Twitter.

## Frage 77 – A

Am 7. Juli 2014 verstarb Alfredo di Stéfano im Alter von 88 Jahren in Madrid an den Folgen eines Herzinfarkts. Vor dem Halbfinale zwischen Argentinien und den Niederlanden gab es im Gedenken an diesen großen Spieler, der maßgeblich den Mythos Real Madrid mitbegründet hatte, eine Schweigeminute.

## Frage 78 – A

Brasilien verlor das Spiel um Platz 3 erneut deutlich, diesmal mit 0:3. Bereits nach 17 Minuten führten die Niederlande durch Treffer von van Persie und Blind mit 2:0, Wijnaldum erhöhte kurz vor Schluss auf 3:0.

## Frage 79 – D

Gegen Algerien, Frankreich, Brasilien und Argentinien bleibt die Länderspiel-Bilanz des DFB-Teams auch nach den Siegen in Brasilien negativ.

## Frage 80 – C

Deutschland stand am 13. Juli 2014 in Rio de Janeiro zum achten Mal in einem WM-Finale. Vier Endspiele wurden gewonnen (1954, 1974, 1990 und

2014), viermal ging die deutsche Mannschaft als Verlierer vom Platz (1966, 1982, 1986 und 2002).

## Frage 81 – B

Carles Puyol, viele Jahre Abwehrchef des FC Barcelona und der spanischen Nationalmannschaft, und das brasilianische Supermodel Gisele Bündchen trugen den WM-Pokal ins Stadion.

## Frage 82 – C

Der Italiener Nicola Rizzoli war der Unparteiische im Finale. Rizzoli, der interessanterweise gleich drei Partien von Argentinien in diesem Turnier leitete, hatte es in dem sehr intensiven Spiel mit vielen harten Zweikämpfen und einigen schwierigen Situationen zu tun.

## Frage 83 – A

Sami Khedira hatte beim Warmlaufen gemerkt, dass seine linke Wade zumachte und er das Finale nicht würde bestreiten können. Der Ausfall von Khedira stand erst eine Viertelstunde vor Anpfiff fest.

## Frage 84 – D

Nach einem extrem harten Check des argentinischen Abwehrspielers Garay mit der Schulter spielte Kramer noch einige Minuten, war dabei aber nicht mehr ganz bei Sinnen. So fragte er den Schiedsrichter, ob dies das Finale sei. Kurz darauf wurde der Mönchengladbacher dann ausgewechselt.

## Frage 85 – B

Mario Götze kam in der 88. Minute für Miroslav Klose aufs Feld. Auch im Finale kam somit eine Stärke des DFB-Teams bei diesem Turnier zum Tragen: Jokertore.

## Frage 86 – A

Toni Kroos, der eine überragende WM spielte, hatte André Schürrle auf der linken Seite in Szene gesetzt.

## Frage 87 – D

Ein Faustschlag von Sergio "Kun" Agüero brachte Bastian Schweinsteiger die blutende Wunde ein. Der Argentinier erhielt dafür nur die Gelbe Karte. Schweinsteiger wurde kurz am Spielfeldrand von den Ärzten behandelt – man sah in diesem Moment nur seine vor Schmerz zuckenden Beine – und kehrte dann wieder zurück.

## Frage 88 – C

Nach 120 Minuten eines unglaublich intensiven Finales wurden 60 Prozent Ballbesitz für die DFB-Auswahl notiert.

## Frage 89 – C

Jérôme Boatengs erster Verein war Tennis Borussia Berlin, dem er im Alter von zehn Jahren beitrat. 2002 wechselte er zu Hertha BSC, wo er 2005 Deutscher B-Jugendmeister wurde.


## Frage 90 – A

Die begehrteste Trophäe im internationalen Fußball wiegt 6,2 Kilogramm und besteht unter anderem aus 5 Kilogramm 18-karätigem Gold.


## Frage 91 – D

Brasiliens Präsidentin Dilma Rousseff übergab den WM-Pokal an Philipp Lahm.


## Frage 92 – B

Die deutsche Mannschaft schaffte es als erstes Team aus Europa, bei einer WM in Nord- oder Südamerika den Titel zu holen. Bislang hatten bei diesen Turnieren ausnahmslos südamerikanische Mannschaften triumphiert. Auch umgekehrt gelang es bisher erst einem Team aus Südamerika, in Europa Weltmeister zu werden: Brasilien gewann den Titel 1958 in Schweden.

## Frage 93 – C

Die Bundeskanzlerin und der Bundespräsident lie-
ßen es sich nicht nehmen, der Mannschaft in der
Kabine zum Titelgewinn zu gratulieren und sich
zum gemeinsamen Gruppenfoto aufzustellen.

## Frage 94 – A

Von US-Popstar Rihanna stammte der Gratulations-
Tweet. Die Sängerin verfolgte das Finale live im
Stadion und ließ sich nach dem Spiel unter anderem
mit Bastian Schweinsteiger und Lukas Podolski
fotografieren. Von Mesut Özil erhielt Rihanna sogar
dessen Trikot.

## Frage 95 – C

Die Spitze des Empire State Buildings in New York
leuchtete nach beiden Spielen in den deutschen Natio-
nalfarben. Gewöhnlich geschieht dies meist nur einmal
im Jahr – am 3. Oktober.

## Frage 96 – 1B, 2A, 3C, 4D

*As* aus Spanien meinte: "Der WM-Pokal bleibt weiterhin in guten Händen"; *The Guardian* befand: "Es
ist der Gipfel einer Geschichte, die für andere eine
Inspiration sein sollte". "Das Maracanã ist deutsch",
schrieb *O Dia*. Und im *Kurier* war zu lesen: "Ganz
Deutschland ist Weltmeister".

## Frage 97 – D

Die deutsche Schlagzeile "Wir! Sind! Weltmeister!" war nach dem Triumph des DFB-Teams bei der *Huffington Post* zu lesen.

## Frage 98 – A

34,65 Millionen Menschen vor den TV-Geräten bedeuteten einen Marktanteil von 86,3 Prozent. Die tatsächliche Zahl derer, die das Finale gesehen hatten, lag noch um einiges höher: Public Viewing-Veranstaltungen oder Zuschauer in Kneipen wurden bei der Quotenmessung nicht berücksichtigt.

## Frage 99 – B

Argentiniens Lionel Messi erhielt den Goldenen Ball als bester Spieler der WM. Auf den Plätzen zwei und drei folgten Thomas Müller und Arjen Robben.

## Frage 100 – D

Viele hervorragende Leistungen der Keeper gab es in Brasilien zu sehen, aber der Goldene Handschuh für den besten Torhüter ging selbstverständlich an Manuel Neuer.

## Frage 101 – D

Der kolumbianische Shootingstar James Rodríguez erzielte in fünf Partien sechs Treffer und wurde damit Nachfolger von Thomas Müller, der in Südafrika als bester Torschütze ausgezeichnet wurde.

## Frage 102 – A

Es war der "Raumdeuter" Thomas Müller. Fünf Tore und drei Assists standen am Ende bei ihm zu Buche.

## Frage 103 – A

Der französische Mittelfeldspieler Paul Pogba wurde als bester Nachwuchsspieler ausgezeichnet.

## Frage 104 – B

Bei der Abstimmung auf *FIFA.com* wurde das 1:0 von James Rodríguez gegen Uruguay zum schönsten Tor des Turniers gewählt: Der kolumbianische Star hatte den Ball mit der Brust angenommen und dann aus 20 Metern mit einem Volleyschuss unter die Latte getroffen.

## Frage 105 – C

Dass Kolumbien die Fair-Play-Trophäe erhielt, sorgte für einige Diskussionen. Immerhin war es ein kolumbianischer Spieler, der im Viertelfinale Brasiliens Superstar Neymar schwer verletzt hatte.

# Frage 106 – D

Der Usbeke Ravshan Irmatov wurde neuer WM-Rekordreferee. Nachdem er 2010 in Südafrika bereits fünf Partien leitete, kam er in Brasilien in weiteren vier Begegnungen zum Einsatz. Unter anderem pfiff Irmatov das Gruppenspiel der deutschen Mannschaft gegen die USA.

# Frage 107 – C

Brasilien war die Mannschaft mit den meisten Torschüssen im Turnier: 111-mal zielten die Spieler der Seleção auf das gegnerische Tor. Deutschland belegte in dieser Statistik den dritten Rang hinter Argentinien - aus 98 Torschüssen resultierten 18 Treffer.

# Frage 108 – C

André Schürrle wurde tatsächlich bei jedem seiner sechs Einsätze eingewechselt. Seine Bilanz war beeindruckend: In 249 Spielminuten erzielte er drei Tore und gab drei Torvorlagen. Der wichtigste Assist war zweifellos seine Flanke auf Mario Götze in der Verlängerung des Endspiels.

# Frage 109 – D

Mannschaftskapitän Philipp Lahm war die produktivste Passmaschine der WM: In den sieben Begeg-

nungen spielte er 651 Pässe, im Schnitt über 90 pro
Partie.

## Frage 110 – A

Erstaunlicherweise war es André Schürrle, in sechs
Spielen jeweils eingewechselt, der hier vorne lag: 13
Torschüsse wurden für ihn notiert. Von allen Spielern schoss der Franzose Karim Benzema am häufigsten aufs Tor, nämlich 25 Mal.

## Frage 111 – B

Fünf Jokertore erzielte das deutsche Team in Brasilien. Chef-Joker war André Schürrle mit drei Treffern. Miro Klose traf gegen Ghana zwei Minuten
nach seiner Einwechslung, und schließlich jokerte es
auch im Finale, als Mario Götze in der Verlängerung
traf.

## Frage 112 – C

Toni Kroos kam zwar in allen sieben Begegnungen
zum Einsatz, wurde aber im Viertelfinale gegen
Frankreich in der Nachspielzeit ausgewechselt. Am
überraschendsten war sicherlich, dass Benedikt Höwedes zu denen gehörte, die in allen Matches die
volle Spielzeit absolvierten.

## Frage 113 – D

Kein einziges Mal musste ein deutscher Spieler in Brasilien vorzeitig vom Platz. Und auch Gelbe Karten gab es nicht viele: Nur sechs Verwarnungen wurden im gesamten Turnier gegen deutsche Spieler ausgesprochen.

## Frage 114 – B

Der belgische Mittelfeldspieler Marouane Fellaini war der Spitzenreiter in dieser Kategorie: In fünf Spielen beging er 19 Fouls.

## Frage 115 – B

Bayern München lag in dieser Wertung vorne. Spieler des deutschen Rekordmeisters erzielten in Brasilien 18 Treffer.

## Frage 116 – B

Das Finale fand am Sonntag, den 13. Juli 2014 statt. Der DFB-Tross flog am nächsten Tag, also am Montag, zurück nach Deutschland. Flugdauer und Zeitverschiebung bedingten, dass die Ankunft in Berlin am Dienstag erfolgte.

## Frage 117 – A

Helene Fischer war auch bei den deutschen Nationalspielern sehr beliebt und gab bei der Siegesfeier in Berlin ihren Superhit "Atemlos durch die Nacht" zum Besten. Die Weltmeister tanzten dazu in einer Polonaise auf der Bühne.

## Frage 118 – D

"So gehen die Gauchos" und "So gehen die Deutschen" sang und tanzte die von Miroslav Klose angeführte WG. Dieser harmlose Spaß ging offenbar in den Augen mancher Kommentatoren zu weit. Vor allem in deutschen Zeitungen war von Häme gegen den sportlichen Gegner die Rede. Auch in den sozialen Medien wurde unter #gauchogate erregt diskutiert.

## Frage 119 – B

"Absolutely ubergeschnappt. World Cup of Cool", schrieb der *Daily Mirror* begeistert über die Siegesfeier. Im Ausland hatte man weit weniger Probleme mit dem Auftreten des deutschen Teams als einige deutsche Medien.

## Frage 120 – C

Im Gegensatz zu Lahm, Klose und Mertesacker setzte Bastian Schweinsteiger seine Karriere im DFB-

Team fort. Im September 2014 wurde er von Joachim Löw zum neuen Kapitän der Nationalmannschaft ernannt.

# Dank

Sebastian Scheiwe und Sascha Hesse haben das Quiz eingehend getestet und mit sehr hilfreichen Anmerkungen und Verbesserungsvorschlägen dazu beigetragen, dass dieses Buch zu einer runden Sache geworden ist. Andrea Schnell und Manuel Magno haben das Manuskript gründlich Korrektur gelesen. Sollten dennoch Fehler auftauchen, so liegen sie alleine in der Verantwortung des Autors.